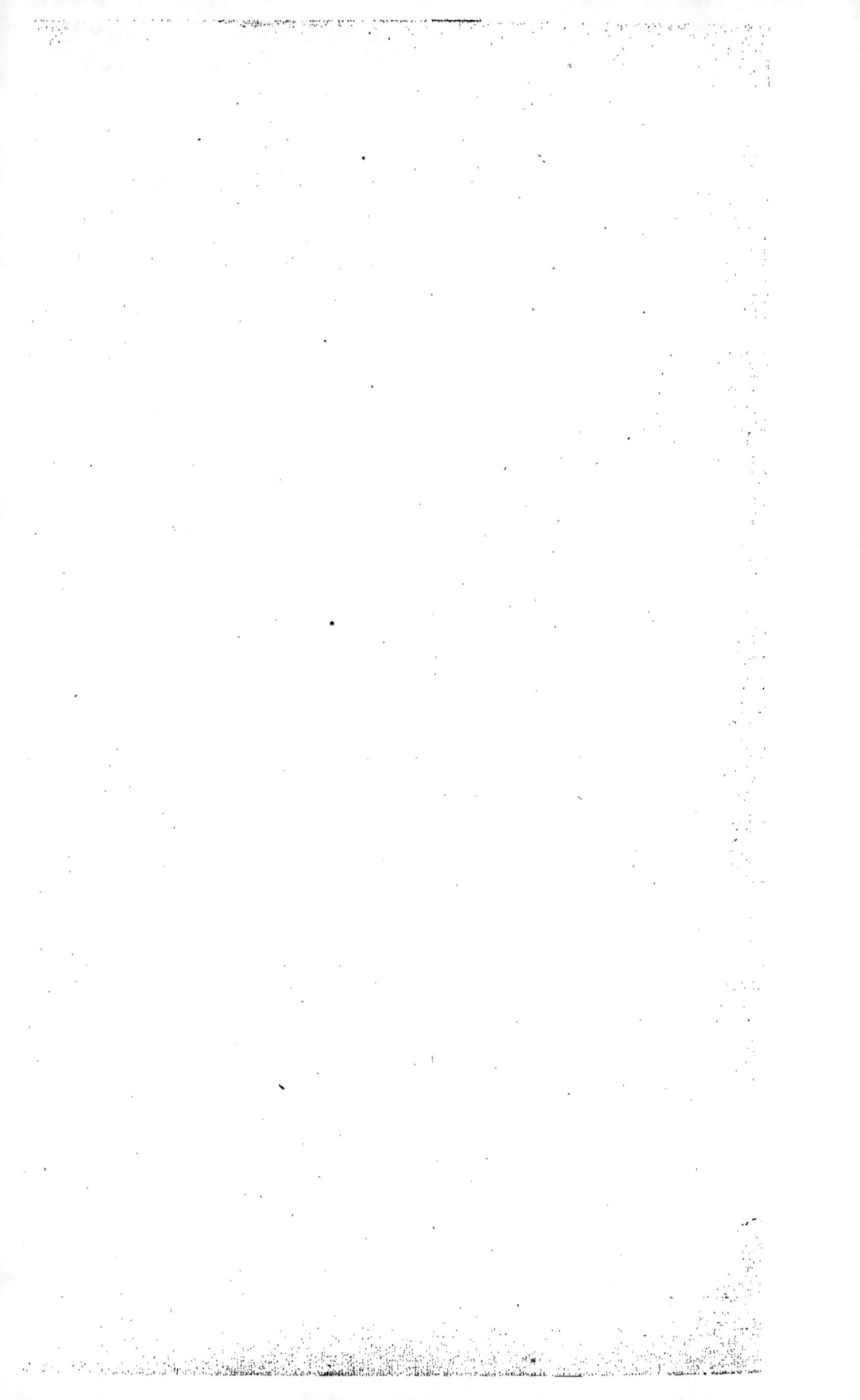

LA LUTTE CONTRE LA TUBERCULOSE

LE « HOME SANATORIUM »

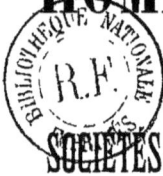

ET LES

SOCIÉTÉS DE SECOURS MUTUELS

PAR

Le Dr A. F. PLICQUE

Vice-Président de l'Œuvre des Sanatoriums médicaux français
Ancien médecin en chef du sanatorium d'Angicourt
Médecin de la Cie du Nord.

CLERMONT (OISE)

IMPRIMERIE DAIX FRÈRES

3, PLACE SAINT-ANDRÉ, 3

—

1902

LA LUTTE CONTRE LA TUBERCULOSE

LE « HOME SANATORIUM »

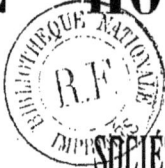

ET LES

SOCIÉTÉS DE SECOURS MUTUELS

PAR

Le Dr A. F. PLICQUE

Vice-Président de l'Œuvre des Sanatoriums médicaux français
Ancien médecin en chef du sanatorium d'Angicourt
Médecin de la Cie du Nord.

CLERMONT (OISE)

IMPRIMERIE DAIX FRÈRES

3, PLACE SAINT-ANDRÉ, 3

1902

LE «HOME SANATORIUM»

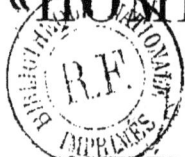

ET LES

SOCIÉTÉS DE SECOURS MUTUELS

Par le Dr A.-F. PLICQUE

Vice-Président de l'Œuvre des sanatoriums médicaux français
Ancien médecin en chef du sanatorium d'Angicourt
Médecin de la Cⁱᵉ du Nord

L'idée et le mot du Pr Landouzy, le « home sanatorium »,
le traitement chez soi par les procédés sanatoriens, ont fait
une fortune rapide. Si les sanatoriums français étaient plus
nombreux, s'ils étaient plus aisément accessibles aux malades pauvres ou de fortune moyenne, les avantages de cette
méthode seraient très contestables. Au fond, comme efficacité de soins, comme surveillance régulière et même comme
école pour apprendre aux malades la façon, une fois sortis,
de se bien soigner, rien ne vaut le sanatorium. Malheureu-
sement, il est, pour beaucoup, inabordable. A ceux-là, un
rapide exposé technique ; résumant les six éléments fonda-
mentaux de la méthode sanatorienne : 1° cure d'air prolon-
gée jour et nuit ; 2° cure de repos physique et moral ;
3° suralimentation ; 4° précautions spéciales d'antisepsie et
de propreté ; 5° grande réserve à l'égard des médicaments
souvent nuisibles ; 6° traitement hygiénique très précoce
commencé dès le début, peut rendre des services réels. Aux
mutualités hésitant souvent devant les dépenses entraînées

par la création d'un sanatorium ou même simplement par celle de bourses de sanatorium, cette méthode permet à peu de frais une organisation antituberculeuse déjà vraiment efficace. Elle ne les oblige en effet à aucune dépense médicale ou pharmaceutique nouvelle. Elle diminue même plutôt la consommation pharmaceutique. Elle exige seulement la création de quelques subsides accordés comme en Allemagne pour l'antisepsie et la suralimentation. A ce double point de vue et faute de mieux, le home sanatorium a donc une très grande valeur.

1° **Cure d'air**.

La cure d'air permanente fut longtemps la terreur des familles. Elle est aujourd'hui facilement acceptée par elles, exagérée même quelquefois. Tous les malades la supportent à condition de s'y accoutumer progressivement pour la nuit, en entrebâillant graduellement, mais de plus en plus, la fenêtre, en maintenant les volets et au besoin, chez les sujets arthritiques et très sensibles, de grands rideaux fermés. Par les temps froids, il sera utile d'entretenir un bon feu dans la chambre, d'avoir une boule chaude aux pieds, de bonnes couvertures, un gilet de laine épais, un bonnet de nuit. On fermera naturellement la fenêtre pendant la toilette du matin et du soir. On la fermera également quelque temps au moment du froid spécial donné par la disparition du soleil et par le premier brouillard du matin. Le courant d'air venant de la fenêtre ne doit pas frapper directement sur la tête du lit. On choisira comme chambre à coucher la pièce la plus vaste et la plus ensoleillée (est ou midi). Supprimer les tentures, les tableaux et tous les meubles inutiles. Eviter, pour le lit, le lit de plume et les édredons ; avoir un oreiller de varech ou de crin. Exposer chaque jour toute la literie à l'air et au soleil, le meilleur désinfectant.

La température de la chambre à coucher ne doit pas dépasser 16°. On la maintiendra vers 14° au minimum dans les premiers temps de la cure d'air nocturne. Plus tard, on ne la laissera pas tomber au-dessous de 10°.

L'aération permanente donne ses meilleurs résultats à la campagne dans un air pur, dans un pays sans brouillards, sans vents violents, sans marais ni fièvres intermittentes, sans moustiques. Mais à Paris même, dans les rues bien aérées et pas trop poussiéreuses, aux étages élevés, dans les appartements bien exposés et suffisants elle donne déjà de sensibles résultats. Elle constitue le meilleur remède contre les sueurs nocturnes, les étouffements et la toux.

La respiration de la peau n'est pas moins importante que celle du poumon. Aussi fera-t-on matin et soir une friction énergique sur tout le corps avec une flanelle chaude humectée d'eau de Cologne. Tous les vêtements en contact direct avec la peau seront de laine ou de flanelle. Le soir, on changera la flanelle portée le jour afin de la laisser se sécher et s'aérer pendant toute la nuit. Les vêtements trop chauds, trop épais, sont plus nuisibles qu'utiles. Les vêtements imperméables sont plus nuisibles encore.

La cure d'air, pour le jour, se confond en partie avec la cure de repos. En raison de son besoin d'air pur, le tuberculeux ne doit ni fumer ni rester dans une atmosphère souillée de fumée de tabac. Toutes les salles de réunion (théâtre, concerts) où l'air est vicié, stagnant et rerespiré lui sont très défavorables.

2° Cure de repos.

Le repos agit plus que tous les médicaments contre la fièvre. Le repos à l'air libre sur une chaise longue en s'abritant bien du soleil et du vent, les jambes chaudement couvertes, une boule chaude au besoin aux pieds, est la base de la cure dans les sanatoriums. Les longues promenades et surtout la marche au soleil, les exercices fatigants, les conversations animées et prolongées sont très nuisibles. Une sensation de malaise et de fatigue, une température axillaire atteignant 37°8 après un exercice quelconque semblant même très modéré, indique que cet exercice a été excessif. La légère moiteur provoquée par la promenade a moins de signification. Mais elle oblige le malade à porter toujours avec lui une pèlerine ou un châle pour mettre sur ses épaules quand il s'arrête ou s'assied.

Pour obtenir une cicatrisation rapide des lésions, pour éviter les crachements de sang, il faut se défier de tous les efforts et particulièrement des efforts de toux. Tâchez, dit-on dans les sanatoriums, de discipliner votre toux, de tousser le moins souvent et avec le moins de violence possible, non par quintes déraisonnées, mais seulement quand la toux est indispensable pour amener un crachat. Il ne faut pas tousser au moindre chatouillement dans la gorge pas plus qu'on ne se gratte en société à la moindre démangeaison. Parler très peu, manger lentement, est fort utile pour diminuer la toux.

Les soucis intellectuels, les préoccupations d'affaires sont aussi mauvais pour la fièvre et la consomption que la fatigue physique.

Le tuberculeux, ayant avant tout besoin de repos physique et moral, le mariage (sous ses diverses formes) ne vaut absolument rien pour lui..

En dehors du sanatorium, le repos est la partie de la cure la plus difficile à faire observer par les malades et par leurs familles. Les promenades, les distractions leur semblent utiles pour réveiller les forces, stimuler la gaieté et l'appétit. Le soleil leur paraît devoir être particulièrement favorable. Tout cela est vrai pour un sujet bien portant. Mais tout cela est, pour un tuberculeux, une cause de fièvre et de consomption.

3° Suralimentation

Quatre repas par jour suffisent. Manger lentement mais le plus possible, en dépassant son appétit sauf au repas du soir. Ce dernier repas doit être formé de mets plus légers, moins abondants, pour éviter les sueurs, les cauchemars troublant le sommeil.

Chaque estomac a des aliments qu'il digère moins bien ; il doit les connaître et les éviter. Mais en général tous les aliments, sauf les fruits secs (noix, amandes) le vinaigre pouvant augmenter la toux, l'alcool et surtout sauf les apéritifs très nuisibles, conviennent aux tuberculeux. Leur alimentation doit être très variée, comprendre plusieurs mets différents et en particulier un plat de viande froide et un plat de viande chaude à chaque repas. Par un caprice d'appétit tel qui mangera largement du premier mangerait peu du second et inversement.

Les meilleurs aliments sont :

1° Les aliments gras (beurre, gras de jambon, huile d'olives, conserves de poissons à l'huile, rillettes, lard, cervelle, pâté de foie, foie gras, graisse d'oie, poissons gras tels que l'anguille et le saumon, laitance de harengs, moelle d'os à moelle, sucre, miel, fruits sucrés, raisins). Les aliments gras sont indispensables en hiver, moins bons en été. Par les temps froids, l'huile de foie de morue en fortes quantités, un plein verre, si possible, est excellente pour les estomacs la supportant bien sans renvois, sans nausées, sans perte d'appétit. La boire en une fois et très froide le matin.

2° Les aliments riches en azote et en phosphates (poisson, escargots, huitres, œufs, caviar, viande sous toutes ses formes et surtout poudre de viande, volailles, gibier, gelées de viande, viandes gélatineuses, comme les pieds ou la tête de veau ; purées de pois, de fèves, de haricots, de lentilles, pain, préparations à basé de farine, riz, sagou, arrow root, farine d'avoine, lait, fromages). La viande crue râpée est très favorable. Elle doit toujours être de préparation très récente, car elle s'altère et se putréfie vite. Elle est acceptée très facilement dans du tapioca, des purées de légumes, du bouillon dégraissé. La viande de bœuf peut être employée comme celle du mouton. Son goût est plus agréable ; le petit inconvénient auquel elle expose — le tœnia — est réellement bien minime.

La préparation suivante permet de donner un repas suffisant et de digestion facile même aux malades les plus fébriles et les plus dépourvus d'appétit. Prendre 250 gr. de filet, le débarrasser de toute graisse et peau, gratter dans tous les sens avec un couteau pour en extraire toute la pulpe.

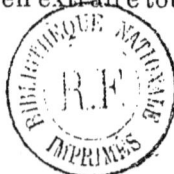

Ecraser dans un bol avec un pilon pour obtenir une pâte.
Verser sur cette pâte du bouillon *froid* en quantité suffisante pour une assiette à soupe. Passer le tout dans une
passoire fine, en pressant avec le pilon. Passer aussi une
bonne carotte cuite à l'avance dans du bouillon. Ajouter
deux jaunes d'œufs. Faire chauffer doucement au bain-
marie en tournant le mélange. Prendre ce potage dès qu'il
a la température suffisante.

Les meilleures boissons sont la bière, le vin rouge natu-
rel et non plâtré, le thé, le café. Pour bien digérer un menu
copieux, il faut boire peu et à petites gorgées aux repas.
L'infusion de thé chaude est très bonne, soit en cas de fris-
sons, soit à la fin du repas, en cas de malaise et de pesanteur
d'estomac.

La suralimentation est toujours imparfaite en cas de mau-
vaises dents. Il faut alors recourir sans tarder aux soins d'un
dentiste.

La suralimentation est la partie du traitement sanatorien
la plus aisément comprise et réalisée dans les familles. La
cuisine spéciale des familles peut même se montrer encore
supérieure à la cuisine collective du sanatorium. Mais ce
choix et cette surabondance d'aliments ne vont pas sans
dépenses. Des secours spéciaux d'aliments accordés par les
Sociétés de secours mutuels sont donc souvent indispensables. Ces secours auraient une efficacité beaucoup plus
grande que les dépenses faites pour le vieux traitement mé-
dicamenteux.

4° Antisepsie.

En crachant soit par terre, soit dans son mouchoir,
apprend-on dans les sanatoriums, un tuberculeux sème des
microbes très dangereux pour les autres et *pour lui-même*.
Il suffit au contraire de cracher toujours dans un vase à
demi-plein d'eau pour éviter tout danger. En ajoutant à cette
eau soit un verre d'eau de javelle soit deux cuillerées à bouche de savon noir par litre, la sécurité est encore plus grande.

Pour nettoyer le crachoir sans danger, mettez-le dans une

casserole d'eau froide et faites bouillir le tout quelques minutes. Videz ensuite toute l'eau dans les cabinets d'aisance.

Certains malades, les jeunes femmes surtout, ont par coquetterie la détestable habitude d'avaler leurs crachats. Cette habitude donne des complications très graves de l'estomac et de l'intestin.

Lavez-vous souvent la bouche avec quelques gouttes d'alcool de menthe et d'eau. Lavez-vous souvent la barbe et les mains avec de l'eau et du savon. Lavez-vous la bouche et les mains avant chaque repas.

Les microbes projetés avec les fines gouttelettes de salive dans la toux ou la parole à haute voix sont un mode de contagion très dangereux. Mettez donc la main devant votre bouche en toussant. Tenez-vous à distance et ne causez jamais dans la figure de votre interlocuteur.

Le linge de corps souillé par de la sueur, des déjections ou des crachats, les mouchoirs, doivent toujours être bouillis et lessivés avec soin. Les serviettes de table, les verres, les cuillers, les fourchettes et ustensiles de table doivent de même être passés à l'eau bouillante.

Les poussières sont très nuisibles pour le tuberculeux lui-même et pour son entourage. Tout ce qui les soulève : époussetage au plumeau, essuyage et balayage à sec, est très périlleux.

Sans être très difficiles et sans entraîner de grosses dépenses, ces précautions d'antisepsie peuvent être utilement aidées par les sociétés de secours mutuels. Il suffit à celles-ci de fournir les crachoirs et quelques produits désinfectants.

5° **Médicaments.**

Tous les médicaments recommandés contre la tuberculose (phosphates, arsenic, cacodylates, tannin, iodoforme, créosote, terpine, gaïacol, goménol, acides vanadique, cinnamique, etc.,) ont leurs bons et leurs mauvais effets. Ils sont, suivant chaque cas particulier, tantôt utiles et tantôt nuisibles.

Ils ne doivent jamais être pris sans avis médical et sur la simple indication d'un camarade soulagé par eux.

Les sanatoriums ont pour règle de demander beaucoup à l'hygiène, peu aux médicaments. Dettweiler soutient même que sa cuisine est sa véritable pharmacie. De fait, un régime minutieux suffit seul à venir à bout de beaucoup de complications.

En cas de *manque d'appétit*, les mets salés au début du repas (sardines, harengs salés, huîtres, caviar), les mets de haut goût (consommé, langue fumée, raifort), le jus de citron, les épices (moutarde, poivre, gingembre), les boissons riches en acide carbonique (bière, eaux gazeuses), les aliments amers (rhubarbe, cresson, chicorée, marmelade d'oranges) échouent rarement.

En cas de *vomissements*, le champagne, les grogs additionnés de quelques gouttes de bon kirsch, les gelées de viande les crèmes très froides, les glaces constituent de très bons calmants pour l'estomac.

En cas de *diarrhée*, la viande crue, le riz, les bouillies au gruau de riz où à l'arrow-root, les jaunes d'œufs, les boissons chaudes (vin chaud sucré avec une cuillerée à café de glycérine par verre), la confiture de coings, dispensent souvent des médicaments antidiarrhéiques.

La *constipation* plus rare cède avec l'usage des potages à l'orge mondé, à la farine d'avoine, de viandes blanches, du beurre, de salades cuites, des purées de carotte, des compotes de fruits, du cidre, du miel, du pain d'épices, du raisin, des dattes et des oranges.

En cas de *crachements de sang*, le silence absolu, le repos complet, un air frais et même un peu froid, une alimentation froide un peu salée, avec viandes très gélatineuses, gelée de viande, des boissons froides ou glacées, le jus de citron, aident beaucoup l'effet des hémostatiques.

En cas de *fièvre* ou de *sueurs*, la cure de repos étendu à l'air libre, des aliments de digestion plus facile, des frictions de la peau faites deux fois par jour à l'alcoolat d'eucalyptus, agissent souvent mieux que les médicaments. Au moment du frisson, des boissons chaudes (vin chaud, bouillon chaud, thé) modèrent beaucoup l'accès. Au goûter de quatre heures, heure très fréquente de frisson et de malaise, ces boissons sont très utiles.

Outre la suralimentation, il existe donc toute une thérapeutique alimentaire très importante. Les caisses allemandes d'assurance contre la maladie sont parfaitement inspirées en distribuant des bons d'aliments au même titre que des bons de médicaments. En France, le catalogue pharmaceutique de nos sociétés de prévoyance ne comporte même pas la poudre de viande. On y voit par contre figurer des drogues aussi surannées que l'ayapana, le caille-lait ou l'onguent basilicum.

6° **Précocité du traitement**.

L'extrême précocité du traitement est peut être l'élément le plus essentiel et l'innovation la plus profonde de la méthode sanatorienne. Brehmer, son fondateur, avait en 1856 pris pour titre de sa thèse inaugurale « Phtisis primis in stadiis semper curabilis ». Pour être bien certains d'agir à temps, ses élèves en vinrent peu à peu au curieux aphorisme : « Le tuberculeux doit être soigné trop tôt ».

Par suite, les caisses allemandes d'assurance contre la maladie emploient tous leurs efforts pour commencer le traitement à cette période de simples soupçons. Elles créent des consultations spéciales, des bourses de sanatorium quand elles n'ont pas leur sanatorium propre. Elles accordent des subsides de suralimentation et de repos aux tuberculeux traités à domicile. Quand leur envoi au sanatorium paraît indispensable, afin de décider ces malades, encore valides en apparence, à quitter leur travail, elles accordent pendant toute l'absence du chef de famille un secours important : 1 fr. 25 par jour à la femme et de plus 0 fr. 625 par enfant.

En France, au contraire, le malade et son entourage ne cherchent qu'à s'illusionner. Tous les accidents du début sont mis sur le compte d'un simple rhume, d'un enrouement, d'un essoufflement de fatigue, d'une fièvre de croissance ou par refroidissement. S'ils se prolongent, on parle de grippe traînante, de dyspepsie, de neurasthénie, d'anémie. La nature tuberculeuse des accidents les plus caractéristiques : quintes de toux avec vomissements alimentaires, sueurs nocturnes, crachements de sang, pleurésies, est elle-même souvent méconnue. Les malades travaillent le plus longtemps possible, épuisant toutes leurs forces, diminuant leurs chances de guérison, contagionnant leurs camarades.

Sans doute, nos sociétés de secours mutuels n'ont pas les puissances ressources financières données en Allemagne par l'assurance-maladie obligatoire et le prélèvement de 2 % sur tous les salaires. Mais elles peuvent, sans grand surcroît de leurs dépenses, en s'inspirant des principes du home-sanatorium, faire plus que la simple distribution absolument inefficace de médicaments. Pour certaines sociétés, dont la plupart des membres habitent la campagne et peuvent recevoir un traitement au moins partiel pendant la durée de leurs maladies, pour les sociétés mutuelles d'Instituteurs par exemple, le « home sanatorium » répond presque à tous les besoins de la lutte antituberculeuse. C'est sur ce principe très efficace et très économique que M. Lagrue a fondé l'organisation de son œuvre remarquable « le sanatorium scolaire de Seine-et-Oise ». Son exemple sera certainement suivi.

Le grand avantage du traitement à domicile par les méthodes hygiéniques des sanatoriums est qu'il est encore très utile même dans les cas douteux. Appliqué par précaution à un malade simplement prédisposé, fatigué, atteint de nervosisme, d'anémie, il lui rend toujours pour son développement physique et sa santé ultérieure un service signalé. Demandez-vous quelle est l'erreur pratique la plus grave : soit d'imposer trop tôt une hygiène un peu sévère, mais de toute façon utile, soit de laisser évoluer et s'aggraver, sans la combattre, une tuberculose au début.

Clermont (Oise). — Imprimerie Daix frères.